I0059199

INFLUENCE

DE

LA FATIGUE

SUR LES

ACCIDENTS DU TRAVAIL

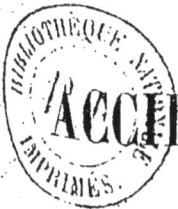
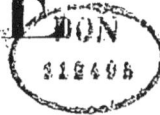

THÈSE

Présentée et publiquement soutenue à la Faculté de Médecine de Montpellier

LE 28 JUILLET 1905

PAR

Mlle Elisabeth LICHTENSTEIN

Née à Ataki (Russie)

Pour obtenir le Grade de Docteur d'Université

(MENTION MÉDÉCINE)

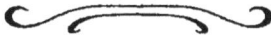

MONTPELLIER

IMPRIMERIE MESSIET ET JEANJEAN

14-16, Rue des Etuves, 14-16

1905

PERSONNEL DE LA FACULTÉ

MM. MAIRET (✻)............... Doyen
TRUC.................... Assesseur

PROFESSEURS

Clinique médicale............................	MM. GRASSET (✻).
Clinique chirurgicale........................	TEDENAT.
Clinique obstétricale et gynécologie...........	GRYNFELTT.
— — M. Guérin (ch. du cours).	
Thérapeutique et matière médicale...........	HAMELIN (✻).
Clinique médicale............'.............	CARRIEU.
Clinique des maladies mentales et nerveuses....	MAIRET (✻).
Physique médicale...........................	IMBERT.
Botanique et histoire naturelle médicale.......	GRANEL.
Clinique chirurgicale........................	FORGUE.
Clinique ophtalmologique....................	TRUC.
Chimie médicale	VILLE.
Physiologie.................................	HEDON.
Histologie	VIALLETON.
Pathologie interne	DUCAMP.
Anatomie...................................	GILIS.
Opérations et appareils	ESTOR.
Microbiologie...............................	RODET.
Médecine légale et toxicologie................	SARDA.
Clinique des maladies des enfants.............	BAUMEL.
Anatomie pathologique......................	BOSC.
Hygiène	H. BERTIN-SANS.

PROFESSEUR-ADJOINT : M. RAUZIER
DOYEN HONORAIRE : M. VIALLETON.
PROFESSEURS HONORAIRES : MM. JAUMES, PAULET (O.✻), E. BERTIN-SANS (✻)
SECRÉTAIRE HONORAIRE : M. GOT.

CHARGÉS DE COURS COMPLÉMENTAIRES

Accouchements...........................	MM. VALLOIS, agrégé libre.
Clinique ann. des mal. syphil. et cutanées.....	BROUSSE, agrégé.
Clinique annexe des maladies des vieillards ...	RAUZIER, agrégé libre. Professeur-adjoint.
Pathologie externe	DE ROUVILLE, agrégé.
Pathologie générale.........................	RAYMOND, agrégé.

AGRÉGÉS EN EXERCICE

MM. BROUSSE	MM. VIRES	MM. SOUBEIRAN
DE ROUVILLE	VEDEL	GUÉRIN
PUECH	JEANBRAU	GAGNIERE
GALAVIELLE	POUJOL	Ed. GRYNFELTT
RAYMOND	ARDIN-DELTEIL	

M. IZARD, secrétaire.

EXAMINATEURS DE LA THÈSE	MM. SARDA, président. IMBERT A. VIRES. SOUBEIRAN.

La Faculté de médecine de Montpellier déclare que les opinions émises dans les Dissertations qui lui sont présentées doivent être considérées comme propres à leur auteur ; qu'elle n'entend leur donner ni approbation ni improbation.

A LA MÉMOIRE DE MON PÈRE

A MA MERE

Témoignage de reconnaissance et de profonde affection.

A MON FIANCE

A MES FRERES

E. LICHTENSTEIN.

A MON PRÉSIDENT DE THÈSE

MONSIEUR LE PROFESSEUR SARDA

A MONSIEUR LE PROFESSEUR A. IMBERT

E. LICHTENSTEIN

AVANT-PROPOS

En terminant ce travail, qui marque la fin de nos études à la Faculté de Montpellier, nous éprouvons le besoin de remercier vivement tous les Maîtres qui nous ont dirigé au cours de nos études.

Nous adressons l'expression de toute notre gratitude à M. le professeur Sarda, pour l'honneur qu'il nous a fait en acceptant la présidence de notre thèse. Nous remercions spécialement M. le professeur Imbert d'avoir bien voulu nous guider avec une bienveillance qui n'a d'égale que sa compétence particulière sur le sujet choisi.

Nous devons de la reconnaissance à M. le professeur agrégé Lecercle. Eloignée de notre famille nous avons trouvé auprès de la sienne cette sympathie, ces attentions, qui rendent moins dure l'absence des parents.

Et maintenant, nous osons dire que, pour nous, la France n'est plus un pays étranger ; nous aimons sa littérature et sa science, ses idées de liberté et de justice, et nous nous estimons heureuse de la regarder comme une seconde patrie.

INFLUENCE

DE

LA FATIGUE SUR LES ACCIDENTS
DU TRAVAIL

CONSIDÉRATIONS GENERALES
ET DIVISION DU SUJET

Depuis que la grande industrie se substitue de plus en plus aux métiers des siècles précédents, que chaque jour voit naître de nouveaux procédés, le mode du travail a changé considérablement. La transformation incessante de l'outillage industriel a amené l'évolution adéquate dans l'organisation du travail. Si le nombre des travaux exigeant des efforts considérables a diminué, si la machine à vapeur, l'électricité ont remplacé en grande partie la force musculaire de l'homme, la division du travail s'est différenciée de plus en plus ; l'ouvrier de l'heure actuelle n'est pas un artisan faisant exercer toutes les parties de son organisme, tant physique qu'intellectuel ; son travail s'est morcelé, spécialisé, monopolisé. Il n'est plus l'homme dirigeant, créant son œuvre ; au contraire, c'est la machine qui le domine, qui lui ordonne ; si souvent elle n'exige pas de lui de grands efforts physiques, elle demande une attention soutenue ou une grande rapidité dans ses mouvements.

D'autre part, dans tout travail physique il y a une part de travail intellectuel ; si le rôle joué par le système musculaire est prépondérant, il y a cependant toujours de l'attention. La fatigue de l'ouvrier contemporain, lorsqu'elle se produira, sera donc composée de deux éléments : surmenage physique, surmenage mental. L'importance, jouée par l'un ou l'autre de ces facteurs, dépendra du genre de travail professionnel dans chaque cas particulier. Tantôt le travail professionnel exige surtout de grands efforts musculaires ; tantôt la dépense de force musculaire n'est pas excessive ou même peu considérable ; mais le travail exige l'intervention de l'intelligence ou de l'attention ; tantôt enfin ces deux conditions s'y trouvent réunies. Dans le premier cas, c'est surtout le surmenage physique qui va se manifester ; dans le second, c'est le surmenage mental qui va dominer la symptomatologie, et dans le troisième l'organisme se trouvera sous l'influence de ces deux facteurs.

. Par conséquent, nous examinerons la fatigue physique et l'influence du travail physique trop prolongé sur l'organisme et sur les accidents de travail, et les raisons physiologiques de la nécessité de déduire la durée du travail.

CHAPITRE I

THÉORIE DE LA FATIGUE

Les muscles pendant les efforts produisent des toxines, qui, si elles sont contenues dans les proportions ordinaires, n'ont aucune influence, mais qui produisent une véritable intoxication, dès que, après des efforts musculaires prolongés, elles s'accumulent en grande quantité dans l'organisme.

Le surmenage lent, dit Lagrange, est dû, comme le surmenage aigu, à l'imprégnation de l'organisme par les déchets du travail.

Cet état s'observe chez les personnes dont le corps est soumis à des travaux soutenus ou à des fatigues qui se répètent trop fréquemment, et ne sont pas suivies de temps de repos suffisamment prolongés.

Supposons un homme se livrant à un travail fatigant

mais qui ne dépasse pas absolument la mesure de ses forces. Si le sujet recommence dès le lendemain le même exercice, les déchets du travail de la veille ne sont pas encore éliminés au moment où d'autres déchets viennent se réunir à eux pour en grossir la dose. Supposons que les jours suivants le travail continue sans interruption. La dose de substances nuisibles accumulées grossira de plus en plus et atteindra au bout d'un certain temps une proportion suffisante pour déterminer les accidents graves. Ce jour-là la fatigue prendra la proportion d'une maladie et l'état de surmenage sera établi.

CARACTÈRES GÉNÉRAUX DE LA FATIGUE

Le caractère général de la fatigue consiste dans la perte graduelle de l'excitabilité de la matière vivante.

Rosbach et Harteneck ont expérimenté sur les animaux à sang chaud (chien, chat, lapin) en excitant les nerfs par un courant électrique. Ils sont arrivés à constater qu'au commencement de l'excitation on observe une période d'augmentation d'excitabilité qui dure de trois à vingt minutes suivant les différentes espèces : les secousses les plus hautes peuvent doubler leur hauteur du début. A cette phase d'excitabilité augmentée succède bientôt une phase de diminution d'excitabilité. La phase d'augmentation d'excitabilité ne s'observe, dans le muscle fatigué, qu'après une phase de repos et de réparation. Quand la circulation est arrêté (ligature de l'aorte), on n'observe pas l'augmentation de l'excitabilité du début, comme pour un muscle recevant du sang. Un muscle soustrait à la circulation se fatigue en deux ou quatre minutes.

Sur les muscles de l'homme les expériences ont été faites à l'aide des instruments construits par A. Mosso : c'est l'ergographe inscripteur.

LA PHYSIOLOGIE DE LA FATIGUE

La fatigue peut se définir : l'altération chimique et physiologique des muscles soumis à un travail excessif. Elle se caractérise par une douleur plus ou moins vive, localisée dans les muscles fatigués, et par la diminution ou la perte provisoire de la contractilité.

La théorie chimique de la fatigue a été vérifiée par Ranke, de la manière suivante. Si, à l'aide des muscles épuisés par une série de contractions électriques, on prépare un extrait aqueux et qu'on injecte cette solution dans les vaisseaux d'une grenouille, on détermine dans les muscles de cet animal un état de fatigue artificielle, se traduisant de la même manière que la fatigue spontanée. Mosso arrive à des résultats du même ordre en transfusant à un chien normal le sang d'un chien épuisé par un travail excessif. Le sujet transfusé offre toutes les apparences de la fatigue.

Les lois de la fatigue ont été déterminées par M. Mosso qui s'est servi, pour cet objet, d'un appareil spécial, l'ergographe.

Les muscles mis à l'épreuve sont les fléchisseurs du doigt médius.

On impose à ces muscles une charge de trois kilogrammes, qui est soulevée périodiquement une fois toutes les deux secondes. Pour chacune des contractions successives l'excitation volontaire atteint son maximum d'intensité. Il en résulte que l'amplitude des contractions et le travail produit sont aussi grands que possible. En moins de deux minutes les muscles sont épuisés.

Le docteur Maggiora, sous la direction du professeur Mosso, a recherché les circonstances diverses qui peuvent modifier la courbe de la fatigue des muscles et de leur puissance motrice. Sa hauteur et sa durée sont d'autant plus grandes que les muscles sont en meilleure santé A cet égard, l'ergographe peut devenir un instrument précieux d'investigation médicale pour toutes les affections qui peuvent se traiter par l'affaiblissement et l'irritabilité de la puissance musculaire.

Sous l'influence de toutes les conditions répressives, les courbes de la fatigue se font remarquer par leur brièveté et leur faible hauteur, et ces caractères vont s'accusant au fur et mesure que l'influence nuisible se prolonge.

Au moyen de l'ergographe de Mosso, en donnant au cylindre enregistreur une vitesse de rotation suffisante, on constate un semblable ralentissement de la contraction et du relâchement, lorsque l'homme effectue une série de mouvements volontaires. Les tracés pris dans ces conditions montrent que ce double ralentissement, continu et progressif, est en général la première manifestation de la fatigue, et qu'il est déjà sensible après un petit nombre de contractions, avant même que la hauteur de soulèvement ait diminué d'une façon appréciable (A. Imbert et J. Gagnière).

Or les conséquences pratiques que l'on peut tirer de là sont multiples, et si l'observation du moteur humain en travail le confirme, on aura tout autant de procédés pour reconnaître l'existence de la fatigue et en apprécier, dans une certaine mesure, le degré.

CHAPITRE II

INFLUENCE DU TRAVAIL INTELLECTUEL SUR L'ORGANISME HUMAIN

Broca a constaté que pendant le travail intellectuel la température de la tête s'élève, surtout dans les régions antérieures. Le calcul mental de quelques secondes à 3 ou 4 minutes a pour effet presque constant d'accélérer le cœur.

D'après les expériences de Binet et Courtier, l'accélération du cœur produite par un calcul mental difficile peut être de 5 à 20 pulsations par minute.

Binet et Courtier ont fait plusieurs observations sur l'influence du travail intellectuel prolongé pendant plusieurs heures. Ils sont arrivés à cette conclusion qu'un travail intellectuel d'une durée de plusieurs heures avec immobilité relative du corps produit le ralentissement du cœur, l'atténuation du dicrotisme et une diminution de la circulation capillaire périphérique.

Le calcul mental produit une accélération de la respiration, il provoque environ deux à cinq respirations supplémentaires par minute. Toutefois l'amplitude du mouvement respiratoire est réduite; les inspirations deviennent beaucoup moins profondes et la respiration beaucoup plus superficielle.

Lorsque le calcul mental est terminé, la respiration reprend sa vitesse normale; parfois elle présente un léger ralentissement. Si le travail intellectuel dure plus longtemps, il se produit un ralentissement de la respiration en même temps qu'elle devient très superficielle. Mosso a fait des expériences sur lui-même et sur les docteurs Maggiora et Patrizi, et il constate que la fatigue du cerveau (intellectuelle) diminue la force musculaire. Ainsi le docteur Maggiora, faisant subir des examens aux étudiants, a constaté que son médius de la main droite, qui soulevait avant l'examen quarante-trois fois un poids de 3 kilos, c'est-à-dire produisait un travail de 5.632 kilogrammètres, après dix-neuf examens ne pouvait soulever le même poids que onze fois, c'est-à-dire fournir un travail de 1.080 kilogrammètres

Cette diminution de la force musculaire n'est pas due à la fatigue centrale, mais aussi à celle du muscle qui se trouve épuisé à la suite d'un travail intense du cerveau. Pour Mosso, le travail excessif du cerveau verserait dans la circulation sanguine des produits de régression qui empoisonnent les muscles et les rendent incapables de développer toute leur énergie.

L'augmentation successive de la capacité au travail par l'exercice, dit le professeur Kræpelin, trouve un puissant antagonisme dans l'action toujours croissante de la fatigue. La fatigue provoque toujours la diminution de la capacité au travail, quoique cette diminution puisse être con-

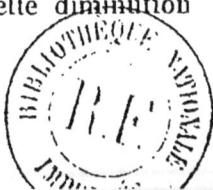

BIBLIOTHÈQUE NATIONALE R. F.

trebalancéc pendant un certain temps par l'exercice acquis. Mais lorsque la fatigue, à un moment donné, prend le dessus, l'efficacité du travail diminue indubitablement et d'une façon rapide.

Krœplin et Rivers ont constaté qu'après trente minutes de calcul chez les adultes, un repos de trente minutes suffit pour rétablir les effets de la fatigue, mais qu'après une heure de calcul, ce repos ne suffit déjà plus et qu'il faut en augmenter la durée. La durée des intervalles de repos doit croître non seulement avec la durée de la période de travail, mais encore avec la durée générale du travail; les pauses doivent être plus fréquentes et leur durée doit croître progressivement.

Ainsi le travail intellectuel intense, l'effort d'attention prolongé, supposent dans certaines parties du système nerveux une suractivité qui doit avoir nécessairement pour conséquence une période de fatigue et d'impuissance. Car le travail produit ne peut être que la transformation d'une énergie préexistante emmagasinée dans la substance nerveuse, et qui n'est autre chose que les actions chimiques, les combustions qui s'y passent. Or on sait que, lorsqu'un organe quelconque fonctionne, il se forme dans cet organe des produits de désassimilation, des substances chimiques nuisibles à l'organisme, lesquelles sont enlevées par le sang et éliminées par les reins.

Mais si les causes qui amènent la fatigue continuent à se manifester, si elles se répètent chaque jour avec une exactitude mécanique, les substances de déchet ne peuvent plus être éliminées avec la rapidité nécessaire, les effets s'accumulent, l'état de surmenage sera créé.

Les faits d'observation journalière, dit Lagrange, aussi

bien que les déductions tirées de la physiologie, nous au-
torisent à conclure qu'une étroite analogie rapproche les
effets de la fatigue intellectuelle de ceux de la fatigue musculaire.

CHAPITRE III

NÉCESSITÉ AU POINT DE VUE DE LA PHYSIOLOGIE ET DE LA SANTÉ DES OUVRIERS DE RÉDUIRE LA JOURNÉE DE TRAVAIL

Un ouvrier de force moyenne peut fournir 7 kilogrammètres par seconde, à la condition de ne travailler que pendant un temps limité. Mais, si le travail a une certaine durée, il ne pourra fournir que 2 kilogrammètres par seconde, en moyenne, ce qui, pour 8 heures de travail seulement, donne le chiffre de $8 \times 3600 \times 2 = 5$ p. 600 kilogrammètres.

Nous savons que tout travail physique s'accompagne de deux processus parallèles : usure des matériaux de nutrition fournis par les ingesta, aliments, d'une part, oxygène de l'air, d'autre part, et formation des substances toxiques, produits de l'activité cellulaire. Plus grand sera le travail fourni par notre corps, plus forte sera l'intensité de ces deux processus, et plus vite apparaîtra la fatigue.

D'après Chauveau, le travail musculaire, dans les conditions ordinaires, emprunte son énergie des substannces non
azotées que les muscles ont en réserve et que leur apporte le
sang ; la consommation d'albuminoïdes résultant uniquement
de l'usure du tissu musculaire est très faible. Mais, si ce travail des muscles est très prolongé, la production du travail,
à défaut de substances ternaires, emprunte aux albuminoïdes
déjà assimilés et organisés une part de l'énergie mise en
œuvre.

Pendant le travail physique il se produit aussi des phénomènes de fatigue dans les centres nerveux. Il faut donc que
l'organisme se repose.

Le repos, dit Lagrange, est la condition essentielle de l'éli-
mination des déchets du travail, parce qu'à l'état de repos,
la production de ces déchets se ralentit. Il est la condition
essentielle de la réparation des organes, parce que le mouvement d'assimilation en vertu duquel ces organes se reposent
est entravé par le mouvement de désassimilation si actif
pendant le travail.

Si le temps de repos entre les périodes de travail est très
court, nous avons pour résultat, d'une part, l'accumulation
des matériaux de déchet, car ceux qui proviennent du travail antérieur n'ont pu être éliminés ; d'autre part, il faut
tenir compte du défaut de réparation, de la nutrition insuf-
fisante des organes de travail. Quel que soit celui des deux
processus sus-indiqués auquel nous attribuons une plus
grande importance, la nécessité d'un repos convenable est
évidente, et nous pouvons dire que la santé de l'ouvrier le
plus fort s'altérera, s'il dépasse un certain maximum de travail, si ses organes fatigués sont privés d'un repos nécessaire. Dans l'hygiène du travail manuel, il faut donc équili-

brer avec soin les périodes de travail et les périodes de repos.

Considérons les ouvriers qui développent une grande quantité de force musculaire, comme les boulangers, les portefaix, les paveurs, les maçons, les forgerons, etc.; admettons qu'ils n'ont travaillé que quatre heures de suite. Le genre de leurs travaux nécessite d'abord l'action simultanée d'un grand nombre de muscles ; il exige ensuite des muscles mis à contribution toute la force dont il sont capables, ce qui implique l'intervention fréquente de l'acte qu'on appelle effort. Comme nous l'avons vu, les grandes dépenses de force musculaire produiront plus d'acide carbonique que les poumons n'en pourront éliminer, d'où dyspnée ; l'intervention fréquente de l'effort amènera des troubles profonds dans la circulation pulmonaire et dans l'activité cardiaque.

« A la longue, dit le docteur Layet dans le *Traité d'hygiène professsionnelle*, sous l'influence de l'expansion et de la compression alternatives et répétées, les poumons sont atteints dans leur circulation et par suite dans leurs phénomènes intimes de nutrition, et la tension du sang augmentant dans le système vasculaire, il survient parfois des troubles consécutifs dans des fonctions cardiaque, pouvant prédisposer aux affections organiques du cœur. Sahm, en Angleterre, a particulièrement insisté sur ce mode pathogénique des maladies chez les boulangers, les cordonniers, les coroyeurs, etc.. Halfort, en Allemagne, en avait signalé l'extrême fréquence chez les batteurs de métaux. »

Et voilà quelles modifications importantes provoque le travail manuel trop prolongé dans l'organisme. La suractivité du cœur peut amener des troubles cardiaques stables, ainsi que des modifications dans les parois artérielles, même jusqu'à l'artério-sclérose. La pression de l'air dans les poumons, la capacité vitale de ces derniers, diminuent après un travail physique trop prolongé. La puissance fonctionnelle des reins diminue aussi. Il y a des modifications dans la plasma sanguin ainsi que dans la force de résistance des globules rouges, la diminution de force de tous les groupes musculaires à la suite d'un travail local d'un groupe donné. Il faut de plus tenir compte de la fatigue des centres nerveux, et si automatique que soit devenu le travail par l'effet d'habitude et d'exercice quotidien, il y aura néanmoins fatigue des centres automatiques dans la moelle épinière et dans le bulbe.

D'après Lagrange, la fatigue musculaire joue un rôle important dans la production des maladies infectieuses; mais à côté d'eux il faut compter comme agents d'affections graves certains poisons chimiques qui se développent pendant les actes vitaux qui accompagnent l'exercice violent. D'autre part l'organisme infecté par les produits de désassimilation devient un terrain préparé pour l'éclosion des germes les plus pathogènes.

CHAPITRE IV

LA FATIGUE DES CENTRES NERVEUX
DANS LE TRAVAIL PHYSIQUE

Les expériences physiologiques et les recherches histolo-
giques sont unanimes à démontrer que, dans la fatigue musculaire, il y a non seulement fatigue du muscle, mais encore
du cerveau. Au cours du travail corporel, la cellule cérébrale se trouve intimement associée à l'activité de la fibre
musculaire et cela même lorsque le travail se fait automatiquement.

L'opinion de M. Chauveau : « Le travail musculaire, dit-il,
est en corrélation étroite avec celui qui est effectué dans
les appareils nerveux. Tantôt la contraction est provoquée
automatiquement par des excitations périphériques, trans-
mises aux organes centraux et ramenées, après une certaine élaboration du centre à la périphérie, dans les orga-

nes propres du mouvement. Tantôt c'est le souvenir spontané ou provoqué de ces excitations périphériques qui actionnent directement les centres moteurs et qui fait éclater les manifestations du travail musculaire. Dans les deux cas il y a travail physiologique des organes périphériques et des organes centraux de l'innervation.

Mosso a constaté de l'anémie cérébrale chez les pigeons qui ont fait un long trajet. En comparant les cerveaux des pigeons fatigués avec ceux des pigeons restés en repos, il a vu que les premiers étaient pâles, presque exsangues. L'incapacité de faire un travail cérébral après une grande fatigue physique, d'après le même auteur, s'explique aussi par ce phénomène.

Pour Binet et Henri, l'opinion, admise dans beaucoup de traités de pédagogie, que les efforts physiques et la gymnastique peuvent servir de repos pour un travail intellectuel, est erronée. C'est juste le contraire : tout effort physique prolongé diminue l'activité mentale de l'individu, et peut même amener une fatigue intellectuelle.

On ne peut pas considérer l'individu, disent ces auteurs, comme formé de deux parties distinctes, l'une ayant rapport à l'activité physique, et l'autre à l'activité mentale; il existe entre l'activité mentale et l'activité physique une relation très étroite, de sorte que tout changement d'état dans l'un produit un retentissement dans l'autre.

INFLUENCE DU RYTHME DU TRAVAIL SUR LES PHÉNOMENES DE LA FATIGUE

Tous les physiologistes sont d'accord en ce qui concerne l'influence de la fréquence des contractions sur la fatigue. Une grande fréquence de contractions est des plus funestes sur la fatigue. Plus les intervalles des contractions sont rapprochés, et plus vite survient la fatigue.

Maggiora, par une série d'expériences sur lui-même, arrive aussi à cette conclusion que la quantité de travail est d'autant plus grande et la fatigue plus lente à se produire que la fréquence des contractions est moindre.

En effet, les intervalles entre les excitations sont les temps de repos entre les contractions successives; plus ils sont grands, moins le muscle se fatigue; après chaque contraction, le muscle peut se réparer en partie, en se débarrassant des produits toxiques, engendrés pendant le travail et dont l'accumulation est l'origine de la fatigue.

D'après Lagrange, la nutrition du muscle est moins intense dans les contractions rapides, parce que l'afflux du sang y est moins régulier et moins prolongé.

INFLUENCE DE LA VEILLE PROLONGEE SUR LA FATIGUE MUSCULAIRE

D'après les expériences de Maggiora, il suffit de ne pas dormir une nuit pour que le jour suivant les muscles se fatiguent beaacoup plus vite. La veille durant trente-cinq heures affaiblit considérablement les muscles, leur résistance à la fatigue est diminuée à tel point que le jour suivant la main donne sur l'ergographe à peine cinq ou six contractions au lieu de 40 à 50. Souvent la diminution du travail mécanique est plus considérable que dans l'épuisement produit par l'anémie. La veille, en produisant un épuisement général dans l'organisme, a pour effet d'accélérer considérablement la manifestation de la fatigue dans les muscles ; cet épuisement ne se modifie pas par la nourriture et ne disparaît qu'après l'action réparatrice du sommeil.

A ces considérations, dont l'importance et l'exactitude sont consacrées par de rigoureuses expériences de laboratoire, il faut en ajouter d'autres pour arriver à établir les principes d'une réglementation scientifique du travail.

On sait qu'un travail excessif et prolongé détériore le moteur humain dont le poids diminue alors, et l'intérêt général bien entendu exige que l'on maintienne en parfait état de fonctionnement ce moteur dont un rendement exagéré, mais peu durable, ne compenserait pas la perte définitive ultérieure. Tout mode d'organisation de travail capable de déterminer une diminution du poids des ouvriers employés, lorsque ceux-ci sont cependant en état d'entraînement, est donc antisocial et doit être condamné.

RÉDUCTION DE LA JOURNÉE DE TRAVAIL

Si la journée de huit heures n'a été jusqu'à ce jour introduite que dans un petit nombre d'usines et d'ateliers, il n'en est pas moins vrai que, partout où on l'a appliquée, l'état de santé générale des ouvriers s'est notablement amélioré, leur niveau intellectuel s'est élevé.

Dans la colonie australienne de Victoria, la journée de huit heures a commencé d'être introduite dans les diverses industries depuis 1856. A partir de 1879 elle s'est répandue de plus en plus dans les différentes industries, et à l'heure actuelle on estime que le quart seulement de la population ouvrière de Victoria travaille plus de huit heures par jour.

D'après Rae, la production, malgré la réduction des heures de travail, n'a pas diminué, sauf dans quelques cas sans grande importance; l'industrie n'a pas souffert, les bénéfices n'ont pas été réduits; la classe ouvrière dispose de plus de loisirs. Ni la quantité ni la qualité du travail n'ont baissé. En moins de temps l'ouvrier a fourni le même travail; c'est donc que moins fatigué, mieux reposé, il travaille mieux, sa capacité de travail ne s'émousse pas.

Durant les 30 dernières années le taux de la mortalité a fortement diminué chez les mineurs, en Angleterre, ne travaillant que 8 heures par jour, surtout entre 25 et 40 ans, tandis que dans les districts miniers où la durée de travail est plus longue, le taux de la mortalité est en exacte proportion avec celui de la durée du labeur.

En 1894 le comte Paskevisch a remplacé la journée de 12 heures par la journée de 8 heures dans sa fabrique de papiers à Dobrodouch (Russie). Les ouvriers travaillaient auparavant en deux équipes de 12 heures, il a introduit 3 équipes travaillant chacune 8 heures. Le nombre d'ouvriers a été augmenté de 15 (le nombre d'ouvriers avant la réforme était de 78 et après la réforme de 193). Par contre, le nombre des surveillants et contre-maitres payés plus cher a pu à la suite de la meilleure application de l'ouvrier non épuisé être diminué par la durée du travail. De cette façon la réforme n'a coûté à la fabrique que 1 0/0 sur l'ensemble des salaires. L'ouvrier recevait 1 fr. 25 de moins par mois. Par contre il travaillait 8 heures à la place de 12.

Les observations médicales permettent de saisir la nécessité de la courte journée de travail. Ces expériences sont dues à Pettenkofer et Voit. Ils placèrent dans une cage de verre, hermétiquement close, un ouvrier vigoureux, nourri d'une alimentation mixte se rapprochant de celle qui lui était habituelle. Pendant 9 heures il fut chargé d'un travail consistant à tourner une roue autour de laquelle était enroulée une chaîne supportant un poids de 25 kilos, travail assez pénible, mais ne nécessitant pas une grande dépense d'attention. A l'aide de pesées minutieuses, il fut établi que cet ouvrier avait dépensé, sous forme d'acide carbonique, 192 grammes d'oxygène de plus qu'il n'avait pu en absorber dans le même espace de temps, soit 20 0/0 de la provision d'oxygène, nécessaire à la vie, qui se trouvait dans le corps. Et les deux savants concluaient qu'une nuit de repos ne suffisait pas à réparer le déficit journalier de 10 0/0 ou 20 0/0 d'oxygène.

On a observé encore que chez les hommes surmenés il se produit une véritable auto-infection, un empoisonnement résultant de la souillure du sang par les nombreux déchets qui proviennent du travail musculaire. Alors se manifeste un état particulier de courbature qui constitue souvent le signe avant-coureur de certaines maladies infectieuses.

CHAPITRE V

STATISTIQUE D'ACCIDENTS DE TRAVAIL

Les accidents de travail résultent, en général, d'un évènement fortuit, se produisant quelquefois avec une telle soudaineté que l'ouvrier en est victime au moment même où il s'aperçoit du danger. Dans d'autre cas, au contraire, l'évènement est moins soudain, l'ouvrier le voit venir et peut souvent s'y soustraire par quelques mouvements rapides et énergiques de défense ou de retraite. Mais il s'agit alors d'utiliser un temps qui peut n'être qu'une fraction de seconde, et l'on conçoit combien peut être fatale, pour l'ouvrier menacé, l'action de la fatigue actuelle sur la rapidité de la contraction et du relâchement musculaire.

D'ailleurs, pour apprécier l'aptitude d'un ouvrier à se soustraire à un danger qui le menace inopinément, il faudrait prendre en considération des phénomènes de fatigue autres que ceux de la fatigue physique. La perception consciente d'un danger, en effet, et la réalisation de ceux des mouvements volontaires qui peuvent nous y soustraire, est un acte complexe dans son ensemble, acte qui a son origine dans une excitation périphérique visuelle, auditive, etc., et se termine par des contractions musculaires après des opérations cérébrales intermédiaires. Nous ne connaissons pas encore d'une façon précise la durée de chacun de ces actes élémentaires successifs dont se compose l'acte total ; mais il résulte des expériences déjà nombreuses que l'on peut mesurer avec une grande exactitude la durée totale d'un tel phénomène complexe, que cette durée est loin d'être négligeable quant à la question qui est envisagée ici, et qu'elle est d'autre part influencée par certaines circonstances. On a pu, en particulier, et pour un acte total relativement simple, s'assurer, par l'expérimentation, que ce temps total de réaction est notablement plus long quand l'organisme est en état de fatigue physique.

Pour des raisons multiples donc, un ouvrier est d'autant moins apte à se soustraire à un danger qui le menace inopinément, qu'il est en ce moment plus fatigué, et il en résulte de là que les accidents du travail doivent être plus nombreux à mesure que la journée est plus avancée, plus nombreux aussi, pour des heures correspondantes, à la fin qu'au début de la semaine, si le travail journalier est assez considérable pour que le repos de la nuit ne puisse en dissiper la fatigue consécutive.

Les mêmes considérations permettent encore de prévoir que les accidents dus directement à une fausse manœuvre, à un effort mal combiné de l'ouvrier, doivent être plus nombreux après de longues heures d'un labeur fatigant.

L'existence de la fatigue physique peut être fournie, en particulier, par la comparaison de tracés ergographiques obtenus au commencement et à la fin d'une journée de travail. C'est alors par la valeur du travail ergographiqee total, que l'existence de la fatigue peut être reconnue (1).

Dans les statistiques des accidents de travail, il y a une série de faits qui nous démontrent le plus clairement l'influence néfaste de la longue durée du travail.

A mesure que les heures s'écoulent, l'ouvrier fournit un travail mécanique moindre, de qualité inférieure, parce que son attention faiblit, que ses mains et son cerveau sont fatigués. Il ne peut plus alors concentrer son attention sur le travail ; il devient distrait et les accidents surviennent en plus grand nombre.

Ainsi, d'après les chiffres des accidents réunis par l'inspecteur de travail de Souabe, L. Neubourg, les 546 accidents survenus pendant l'année 1892 dans ce district se répartissent pour chaque jour de la semaine dans les proportions suivantes : lundi 800, mardi et mercredi 780, jeudi 950, vendredi 740, samedi 970. L'inspecteur attribue le grand nombre d'accidents survenus, dans la deuxième partie de la semaine, au décroissement des forces physiques et intellectuelles.]

Or, dans une grande partie des industries en Allemagne, on ne travaille pas plus de dix heures et jamais la journée ne dépasse onze heures.

D'après les chiffres fournis, sur 100 accidents on compte :

Chez les enfants de moins de 15 ans..... 41
Chez les jeunes gens de 15 à 25 ans...... 36,4
Chez les hommes de 25 à 60 ans......... 22,6

(1) Compte-rendu de l'Académie des sciences de Paris, juillet 1901 (MM. A. Imbert et J. Gagnière).

Pour une partie des auteurs, c'est l'étourderie qui est la cause du grand nombre d'accidents dans le jeune âge. Or ce phénomène n'est-il pas dû plutôt à la facilité avec laquelle les enfants et adolescents se fatiguent lorsqu'ils doivent accomplir des efforts d'attention soutenue ?

D'après certains auteurs, ce sont les hommes âgés de plus de 50 ans qui sont le plus souvent blessés; dans les industries où les enfants sont employés aux machines, ce sont eux qui fournissent le plus de victimes.

Pour ces auteurs, la cause de la fréquence des accidents chez les hommes âgés de plus de 50 ans est due à la débilité qui se manifeste déjà chez les ouvriers de cet âge.

D'après les statistiques des accidents de travail survenus en Allemagne en 1887, très soigneusement relevées et étudiées par l'Institut impérial d'assurance allemand (1), on constate que de neuf heures du matin à six heures de l'après-midi, les accidents sont plus nombreux qu'aux autres moments de la journée. Les lundi, les vendredi, les samedi et surtout ces deux derniers jours donnent une proportion plus considérable dans le nombre des accidents. Ainsi, pendant la matinée du lundi il se produit un accroissement moyen d'accidents de 0,84 p. 100, pendant l'après-midi du samedi un accroissement moyen de 4 p. 100 et supérieur même dans plusieurs industries prises à part.

De plus, le docteur Roth (2) déclare, que d'après les comptes-rendus des inspecteurs de travail, il y a un rapport étroit entre les heures supplémentaires de travail et la fréquence des accidents.

------

(1) Roth im Handbuch der hygiene von Th. Weyl, 1897, th. 8.
(2) Roth. — Ueber den Eintluss der arbeitzeit auf die Gesundheit der Arbeiter im Allegemeinen (Congr. int. d'hygiène, 1894, t. III, p. 87-107).

L'augmentation du nombre d'accidents le lundi matin peut être expliquée par l'influence des boissons alcooliques absorbées la veille, tandis que la hausse considérable dans les dernières heures du travail et dans les derniers jours de la semaine, est une expression directe de la fatigue qui commence à se manifester à ce moment.

A cet égard, le tableau suivant (d'après les mêmes statistiques de l'Institut impérial d'assurance allemand) est tout à fait démonstratif.

Les 15,400 accidents survenus en 1887, étant ramenés à 100 p. 0/0, le nombre d'accidents pour chaque heure du jour était le suivant (1) :

Heures de la matinée	Nombre d'accidents	Rapport p. 0/0
6 7	435	2 83
7 8	704	5 16
8 9	815	5 29
9 10	1069	6 94
10 10	1598	10 38
11 12	1500	10 32
Heures de l'après-midi		
12 1	587	3 74
1 2	945	4 84
2 3	1037	6 73
3 4	1243	8 07
4 5	1178	7 65
5 6	1306	8 48

(1) Nous avons omis les chiffres des heures de nuit à cause du nombre relativement restreint des industries qui travaillent la nuit et surtout à cause de la diversité de l'heure à laquelle s'effectue le relèvement des équipes,

Ainsi, nous constatons que la cinquième heure de chaque
période de travail est trois ou quatre fois plus riche en accidents et si la sixième heure de la matinée ne présente pas
une nouvelle hausse, c'est parce que nombre d'usines arrê-
tent le travail à 11 heures.

Plus instructives encore sont les statistiques des accidents de travail relevés par la Société Autrichienne « Mit-
glidschaft der Allg. Arbeiterkranken und Unterstützungs-
casse » de Vienne, et publiées par le D' Léo Verkauf.

6.220 accidents = 100 0/0

Heures de la matinée	Nombre d'accidents	Rapport p. %
6 à 7	187	3 01
7 à 8	437	7 03
8 à 9	517	8 31
9 à 10	716	11 51
pause de 15 à 20 minutes		
10 à 11	505	8 12
11 à 12	338	5 43
Heures de l'après-midi		
12 à 1	82	1 32
1 à 2	331	5 32
2 à 3	538	8 65
3 à 4	700	11 25
pause de 15 à 20		
4 à 5	508	8 17
5 à 6	418	6 72

Nous voyons d'après ce tableau que la quatrième heure
de chaque période de travail a été deux fois plus chargée
en accidents que la deuxième heure. Après une petite pause
de 15 à 20 minutes, le chiffre d'accidents diminue dans la
cinquième heure et cette diminution se maintient l'heure

suivante ; mais, le temps de repos étant relativement court, le chiffre d'accidents se maintient à peu près à la même proportion que dans la troisième heure.

Les indications générales suivantes découlent immédiatement de l'examen de la courbe (Fig. 1).

1° Le nombre des accidents augmente progressivement d'heure en heure, pendant la première demi-journée.

2° Après le repos assez long de midi, dans les premières heures de la seconde demi-journée, le nombre des accidents est notablement moindre que dans la dernière heure de la matinée.

3° Au cours de la seconde demi-journée, les accidents deviennent encore, d'heure en heure, progressivement plus nombreux.

4° Le nombre maximum d'accidents par heure vers la fin de la seconde demi-journée est notablement plus élevé que le maximum correspondant de la matinée.

Les statistiques des accidents occasionnés par l'exercice des autres professions conduisent aux mêmes résultats. C'est ce que montrent les courbes en petits traits et en pointillé de la fig. 1 ainsi que celles de la fig. 2, qui représentent les accidents par heure.

Ces statistiques basées sur des documents officiels de la répartition des accidents par heures de journée auxquelles ils se produisent montre bien l'influence de la fatigue, depuis le début jusqu'à la fin de chaque demi-journée, avec maximum plus accusé le soir.

Mais les seules critiques à formuler nous paraissent être les suivantes :

Il est à craindre, et nous savons qu'il en a quelquefois été ainsi, que tous les accidents ne soient pas déclarés, auquel cas les nombres cités plus haut et les courbes que l'on en déduit ne correspondraient pas à la réalité.

Mais il y a lieu de remarquer à ce sujet que ces omissions, peut-être assez nombreuses au début de l'application de la

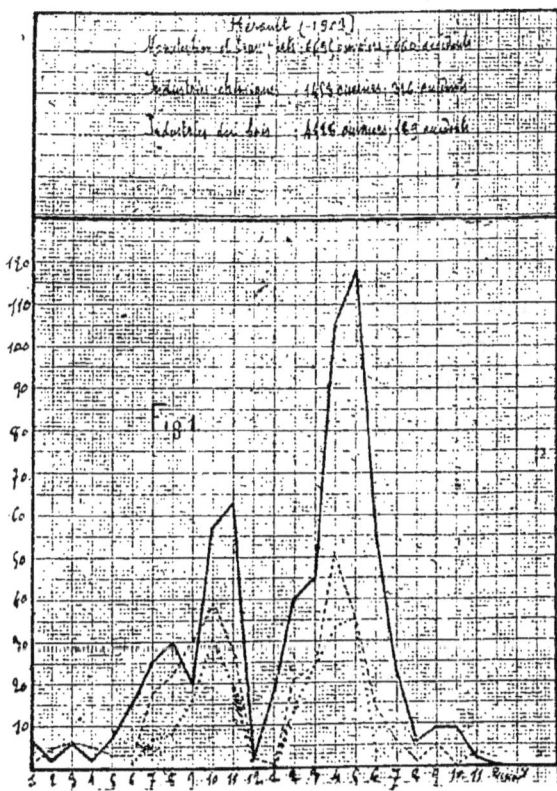

Fig. 1

loi de 1898, doivent être de plus en plus rares. Or nos statistiques sont relatives à l'année 1903, et d'ailleurs les omissions, s'il en existe, ne peuvent se rapporter à une omission spéciale et infirmer par suite les résultats généraux constatés.

Ceux-ci peuvent donc être regardés comme acquis, au degré près d'exactitude que l'on peut espérer atteindre dans de semblables appréciations.

Par conséquent, il est indispensable, pour une bonne production d'un côté, et diminution des accidents du travail de l'autre, que les heures d'occupation professionnelle soient coupées d'un ou plusieurs repos.

Si l'on s'en rapporte à ce que nous avons constaté pendant les premières heures de la reprise du travail dans l'après-midi, il semble qu'il suffirait, pour déterminer une diminution notable du nombre des accidents, d'intercaler, au milieu de chaque demi-journée, un repos. En édictant de telles prescriptions on ne ferait, en somme, qu'appliquer au travail mécanique et aux adultes les mesures qu'on a depuis longtemps déjà mises en pratique pour les enfants, en ce qui concerne le travail intellectuel.

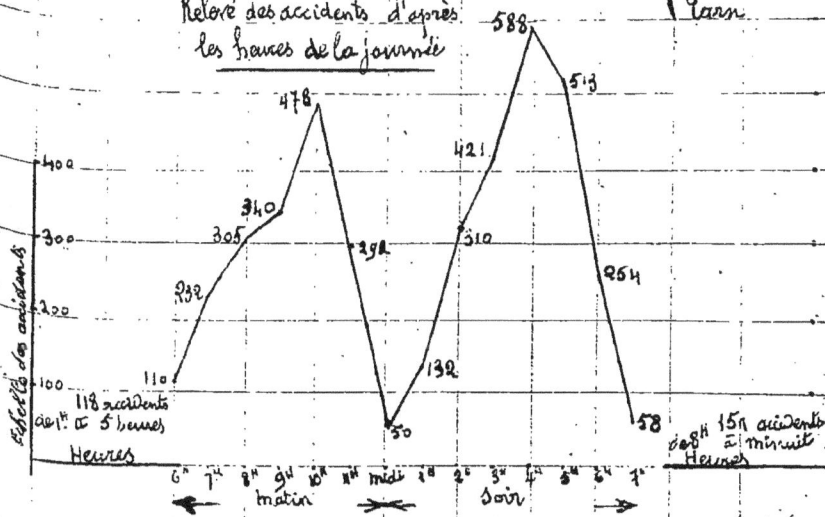

ANNÉE 1904

Ensemble des Industries

Total des accidents = 4352

Hérault
Aveyron
Lozère
Cantal
Tarn

Relevé des accidents d'après les heures de la journée

588
513
478
421
340
305
310
294
254
232
132
110
118 accidents de 1ʰ à 5 heures
50
58
de 8ʰ 15ⁿ accidents à minuit
Heures
Effectif des accidents
400
300
200
100
6ʰ 7ʰ 8ʰ 9ʰ 10ʰ 11ʰ midi 1ˢ 2ˢ 3ˢ 4ˢ 5ˢ 6ˢ 7ˢ
matin   soir

Fig. 5

CONCLUSIONS

1° La fatigue, à la suite d'un travail physique prolongé est un phénomène d'auto-intoxication dû aux substances engendrées par le travail lui-même.

Il est infiniment probable que dans le travail intellectuel les phénomèens de fatigue sont également dus aux produits de régression lancés dans le torrent circulatoire. La nature de ces substances n'est pas encore déterminée.

2° Dans la fatigue physique due aux travaux manuels trop prolongés, on observe non seulement des phénomènes de la fatigue périphérique, localisés dans les muscles et les terminaisons nerveuses, mais encore dans les centres neaveux. Un travail mental après les travaux physiques, ou inversement, des exercices physiques après un long travail intellectuel, ne peuvent servir de repos ; l'orga-

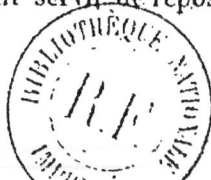

BIBLIOTHÈQUE NATIONALE R. F.

— 42 —

nisme humain demande alors un temps déterminé de repos absolu.

3° Les statistiques des accidents nous démontrent que dans la cinquième heure du travail l'organisme atteint insensiblement un tel degré d'épuisement que l'attention faiblit considérablement : les accidents se produisent deux ou trois fois plus fréquemment pendant cette cinquième heure que dans les premières heures de travail.

4° La limitation de la journée de travail à une durée maximum de huit heures dans toutes les branches de l'activité humaine et particulièrement dans toutes les industries produirait les meilleurs résultats sur la santé générale et l'activité intellectuelle de la classe ouvrière, et diminuerait sa morbidité et sa mortalité.

5° Les statistiques des accidents du travail par heure de la journée auxquels ils se produisent montrent nettement l'influence qu'exerce la fatigue prolongée sur la production des accidents.

Vu et approuvé :
Montpellier, le 21 juillet 1905.
Le Doyen,
MAIRET.

Vu et permis d'imprimer :
Montpellier, le 21 juillet 1905.
Le Recteur,
Ant. BENOIST.

BIBLIOGRAPHIE

Binet (A.) et Henri. — La fatigue intellectuelle, 1898.

Binet (A.) et Courtier. — Effet du travail intellectuel sur la circulation capillaire, 1896, p. 24-54.

Carrieu. — De la fatigue et de son influence pathogénique (Thèse d'agrégation, 1878).

Imbert (A.). — Hygiène industrielle et professionnelle (Congrès international, Bruxelles, 28 septembre 1903, p. 7.

Imbert (A.) et Mestre. — Statistique d'accidents de travail (Revue scientifique, 1904, 24 septembre, p. 385-390).

Imbert (A.) et Gagnière. — Compte-rendu à l'Académie des sciences de Paris, juillet 1901.

John Jac. — La journée de huit heures.

Laulanié. — Physiologie : La fatigue, p. 161.

Mosso (A.). — Arch. italiennes de pathologie, 1890, p. 187.

Sachnine. — Etude de l'influence de la durée du travail quotidien sur la santé générale de l'adulte (Thèse de 1900).

TABLE DES MATIÈRES

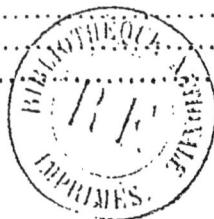

BIBLIOTHEQUA
IMPRIMÉS

SERMENT

En présence des Maîtres de cette École, de mes chers condisciples et devant l'effigie d'Hippocrate, je promets et je jure, au nom de l'Être suprême, d'être fidèle aux lois de l'honneur et de la probité dans l'exercice de la médecine. Je donnerai mes soins gratuits à l'indigent, et n'exigerai jamais un salaire au-dessus de mon travail. Admis dans l'intérieur des maisons, mes yeux ne verront pas ce qui s'y passe, ma langue taira les secrets qui me seront confiés et mon état ne servira pas à corrompre les mœurs ni à favoriser le crime. Respectueux et reconnaissant envers mes Maîtres, je rendrai à leurs enfants l'instruction que j'ai reçue de leurs pères.

Que les hommes m'accordent leur estime, si je suis fidèle à mes promesses! Que je sois couvert d'opprobre et méprisé de mes confrères, si j'y manque!

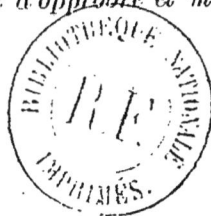

BIBLIOTHÈQUE NATIONALE — IMPRIMÉS

www.ingramcontent.com/pod-product-compliance
Lightning Source LLC
Chambersburg PA
CBHW071415200326
41520CB00014B/3462